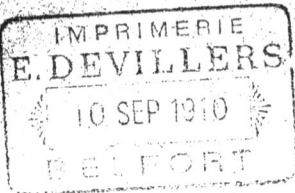
IMPRIMERIE
E. DEVILLERS
10 SEP 1910
BELFORT

CROIX-ROUGE FRANÇAISE

Société ✚ Française

de Secours aux Blessés Militaires

COMITÉ DE BELFORT

LES DEVOIRS DE LA FEMME

en vue de la Guerre

CONFÉRENCE

faite le 25 Juin 1910, à Belfort, sous les auspices du **Comité Départemental,**
et la présidence de M. le Général de Division Dubail,
par M. le Médecin-Principal de 1ʳᵉ Classe BERTHIER, Médecin-Chef
de la Place de Belfort.

PRIX : 1 Fr.

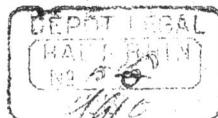

CROIX-ROUGE FRANÇAISE

Société ✚ Française

de Secours aux Blessés Militaires

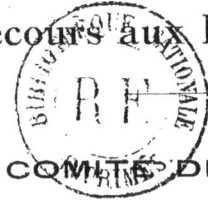

COMITÉ DE BELFORT

LES DEVOIRS DE LA FEMME
en vue de la Guerre

CONFÉRENCE

faite le 25 Juin 1910, à Belfort, sous les auspices du **Comité Départemental,**
et la présidence de M. le Général de Division Dubail,
par M. le Médecin-Principal de 1re Classe BERTHIER, Médecin-Chef
de la Place de Belfort.

PRIX : 1 Fr.

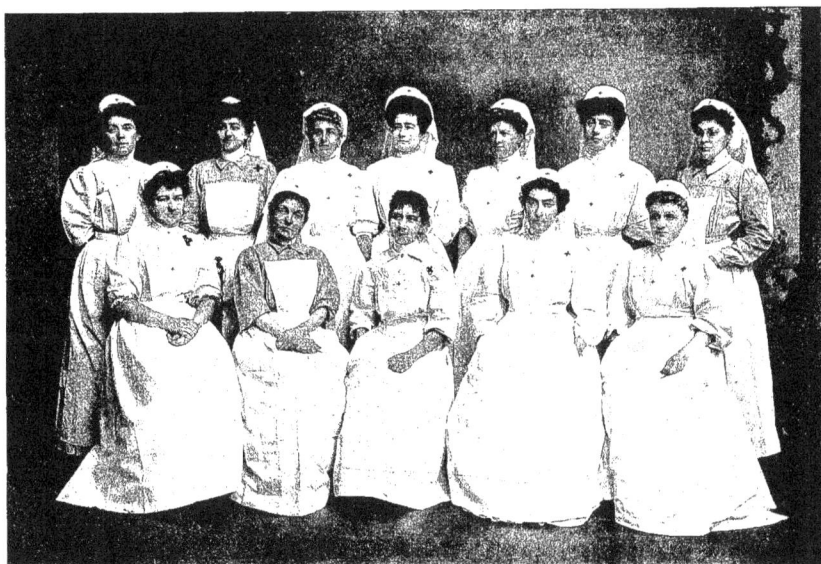

Infirmières du Comité de Belfort, stagiaires à l'Hôpital Militaire.

LES DEVOIRS DE LA FEMME

EN VUE DE LA GUERRE

MESDAMES,

Le premier, le plus important de vos devoirs est de donner des défenseurs à la patrie. Rassurez-vous — je n'insisterai pas davantage sur cette partie de vos obligations...... militaires. C'est sur un tout autre terrain que je veux vous entraîner, sur le terrain de la charité, de la solidarité. Je me propose de vous montrer quels sont les devoirs de la femme dans l'assistance aux soldats malades et blessés, en vous exposant ce qu'ont fait vos devancières dans les grandes guerres.

L'histoire démontre que toutes les mesures préparées par les gouvernements pour les soins à donner aux malades et aux blessés en temps de guerre sont toujours insuffisants. Il faut que vous sachiez que dans une guerre européenne le Service de Santé militaire avec tout son personnel, avec tout son matériel, ne suffirait pas à la tâche qui lui incombera. Nous prévoyons un nombre considérable de malades et de blessés, dès les premières semaines. Le Corps de Santé militaire aurait beau multiplier ses efforts, il serait débordé s'il était livré à ses propres ressources. Aussi il compte absolument sur l'aide de la Nation, sur le concours des Sociétés de la Croix-Rouge. Ces Sociétés en France sont, vous le savez, au nombre de trois. En les énumérant par leur âge, ce sont : la *Société Française de Secours aux Blessés Militaires*, fondée en 1864, l'*Association des Dames Françaises*, en 1879, et l'*Union des Femmes de France*, en 1881. A Belfort, nous possédons deux de ces sociétés : la *Société de Secours aux Blessés Militaires* et l'*Union des Femmes de France*, toutes deux rivalisant d'ardeur et de dévouement.

Je viens vous parler ici au nom de la Société de Secours aux Blessés Militaires, l'aînée des Sociétés de la Croix-Rouge Française qui, à notre point de vue, présente cette supériorité d'être plus exclusivement militaire, qui, en temps de guerre, est appelée à jouer le rôle le plus important. En plus de ses hôpitaux auxiliaires de campagne qui suivront les armées, en plus de ses hôpitaux du territoire qui recevront les malades et les blessés évacués de la zône des armées, la Société Française de Secours aux Blessés Militaires a assumé la mission d'organiser et de faire fonctionner toutes les infirmeries de gare, actuellement au nombre d'environ 90, qui, échelonnées le long des voies ferrées, donneront des soins et des aliments aux malades et aux blessés ramenés vers la mère-patrie.

Mesdames, au cours de cette causerie, je vous parlerai donc surtout de la Société de Secours aux Blessés Militaires ; mais vous voudrez bien considérer que ce que j'en dirai s'applique aussi aux deux autres Sociétés de secours. Ce qu'a obtenu la Société de Secours aux Blessés Militaires, grâce à une infatigable activité, est déjà très beau et très grand ; mais ce n'est pas suffisant. Ses ressources sont loin d'être égales à celles des Sociétés de secours d'autres pays, d'Allemagne, d'Angleterre, de Russie, du Japon. Aussi c'est un devoir pour nous de redoubler d'efforts. Et nous comptons sur vous, mesdames, pour cette patriotique propagande. « Ce que femme veut, Dieu le veut ». Dans une guerre nationale, le pays veut que ses soldats malades ou blessés reçoivent tous les soins auxquels ils ont droit. Mais l'Etat ne peut pas tout faire. Il a besoin de l'assistance de tous. Nous vous demandons de le répéter autour de vous. Sachez bien aussi qu'il ne nous faut pas de bonnes volontés qui se réservent pour l'avenir, qui se donneront seulement lorsque le danger éclatera. Ce serait trop tard. Ne faisons pas ce désastreux raisonnement que la guerre n'est sans doute qu'une éventualité très éloignée et qu'il sera toujours temps, si elle survenait, d'organiser des secours. Il faut être prêts dès le temps de paix, et comme matériel et comme personnel, pour nous apporter votre aide efficace dès la première heure. Il vous faut un personnel instruit, discipliné et dès maintenant à la hauteur du rôle qu'il aura à remplir. On ne s'improvise pas infirmière. En fait, nos Sociétés de la Croix Rouge sont toujours prêtes pour la guerre. Dans une guerre nationale, pour la défense du sol de la patrie, toute la nation doit se lever, face à l'ennemi. Et vous, Mesdames, vous aurez un rôle à remplir pour soutenir vos maris, vos fils qui combattront. Ce rôle sera très divers suivant vos moyens, suivant vos forces.

Tournons-nous vers le passé et demandons lui ses leçons en vue de l'avenir, animés de la ferme volonté de rompre avec cet esprit d'insouciance, dont les Français subissent la réputation.

Je vous parlerai d'abord d'une femme admirable, de la doyenne des ambulancières, dont toutes vous pouvez vous réclamer à juste titre et dont vous avez le droit d'être fières. Miss Nightingale, qui a maintenant 90 ans, appartenait à une famille riche et distinguée. Elle reçut une instruction très complète. Dès sa jeunesse, on remarqua chez elle une véritable vocation qui l'appelait vers ceux qui souffrent. Renonçant aux plaisirs mondains, elle consacra son temps et sa fortune aux malades et parcourut différents pays pour y étudier les organisations hospitalières. Ce fut un grand scandale pour la société à laquelle elle appartenait. On n'admettait pas alors en Angleterre qu'une jeune fille distinguée allât soigner des malades, remplir des fonctions considérées comme grossières et serviles et même absolument incompatibles avec les bonnes mœurs.

Nous nous reportons à l'année 1854. C'est la guerre de Crimée. Pendant le premier hiver de la campagne, tandis que nos soldats résistaient assez bien au climat et aux maladies, l'armée anglaise était très éprouvée; elle avait 47.749 malades et blessés, sur lesquels il en mourut 10.989. Les pertes des Anglais étaient deux fois et demie plus fortes que celles de l'armée française. Et 97 pour cent des décès étaient le résultat de maladies infectieuses, en d'autres termes, de maladies qu'avec des précautions hygiéniques on eut pu prévenir. Un simple journaliste, installé dans le camp anglais, dénonça les souffrances de l'armée et en rendit l'administration responsable. Les malades et les blessés manquaient de soins. Les infirmiers militaires étaient insuffisants. L'opinion anglaise s'émut, et le gouvernement décida d'envoyer immédiatement des secours. Le Ministre de la Guerre écrivit à Miss Nightingale : « Je ne connais qu'une seule personne en Angleterre qui soit capable d'organiser et de diriger cette expédition et j'ai été plusieurs fois sur le point de vous demander si vous voudriez vous en charger, le cas échéant. Le choix des garde-malades, quant à la classe sociale et aux capacités sera fort délicat : nul ne le sait mieux que vous-même. La difficulté sera très grande pour trouver des femmes à la hauteur de cette tâche pénible nécessitant, outre les capacités et la bonne volonté, beaucoup de savoir et de courage : la tâche de systématiser leur service sera très difficile; et vivre en bonne harmonie avec les autorités médicales et militaires ne sera pas la moindre difficulté. Voilà pourquoi il est très important que cet essai soit fait sous la direction d'une personne expérimentée et possédant des connaissances administratives. Vos qualités personnelles, votre savoir et vos capacités administratives, ainsi que votre rang social et la position que vous occupez dans le monde vous donnent des avantages qu'aucune autre personne ne possède ».

Miss Nightingale choisit 38 infirmières, dont 16 sœurs et 22 dames ou demoiselles de bonne volonté. Ce premier groupe fut bientôt suivi d'un deuxième groupe de 47 infirmières. Lorsqu'elle débarqua à Boulogne, le 20 Octobre 1854, elle fut l'objet d'une véritable ovation, et on lisait dans un journal français : « Mme Nightingale possède tout ce qui peut rendre l'existence heureuse et agréable, étant jeune, belle et riche, et elle a choisi une vie d'abnégation et de sacrifices ».

Le 5 Novembre, le jour même de la bataille d'Inkermann, elle arrivait à Scutari, où étaient amenés 600 blessés. Les ambulances anglaises étaient dans un état déplorable. Les ambulances françaises, qui avaient 50 sœurs de St-Vincent de Paul, étaient un peu mieux organisées, quoique aussi très défectueuses.

Elle transforma et assainit l'hôpital de Scutari par lequel passèrent par la suite 41.000 malades ou blessés. Son premier soin fut d'installer une buanderie et une cuisine où les ambulancières préparaient elles-mêmes les petits aliments qu'on ne pouvait obtenir de la cuisine générale. Elle sut rompre les résistances administratives et elle sut s'imposer aux médecins autant par son mérite que par son dévouement. Elle était toujours sur la brèche. Il lui arriva bien des fois de passer plus de 20 heures à aider les chirurgiens. Elle faisait placer près de sa chambre les malades dont l'état était le plus grave, afin de les surveiller constamment. Durant la nuit, on la voyait souvent, une petite lampe à la main, parcourir les salles et les corridors encombrés de malades, pour s'assurer si les infirmiers étaient à leur poste et si les prescriptions des médecins étaient observées.

Miss Nightingale, qui était en correspondance avec le Ministre de la Guerre, obtint tout ce qu'elle voulut des autorités militaires. Grâce aux précautions hygiéniques prises, les ambulances furent mises à l'abri des épidémies et la mortalité qui était de 60 pour 100 à l'hôpital de Scutari tomba à un taux inférieur à celui de la mortalité en Angleterre. Pendant le deuxième hiver, l'armée anglaise, à l'effectif de 50.000 hommes, eut 606 morts, et l'armée française, à l'effectif de 130.000 hommes, eut 21.191 morts. Nous perdions 9 fois plus d'hommes que les Anglais. Un médecin étranger disait de nos hôpitaux français qu'ils étaient les antichambres du cimetière.

Par l'action de Miss Nightingale, une armée menacée d'abord d'être détruite par les maladies passait à l'état sanitaire le plus florissant; les médecins militaires anglais étaient émancipés de la tutelle administrative et pouvaient conduire la lutte hygiénique contre les maladies infectieuses qui décimaient l'armée. Voilà ce qu'avait fait l'autorité d'une femme, l'héroïne de Scutari, la doyenne des ambulancières.

Du côté français, les médecins militaires étaient subordonnés à l'Intendance qui laissait s'accomplir un véritable désastre sanitaire. Nos hôpitaux étaient surencombrés et ils étaient ravagés par le typhus. Les efforts de nos chefs Scrive, Michel Lévy, Baudens, venaient se briser contre l'inertie administrative. Sur 450 médecins militaires français, 82 ont payé de leur existence cette impéritie, tués presque tous par le typhus, le choléra, la dysenterie. L'armée anglaise qui avait 448 médecins n'en perdit pas un seul.

L'historien de la guerre de Crimée, Kinglake, admire en Florence Nightingale ses connaissances techniques, son esprit d'organisation et de discipline et le tact avec lequel elle sut défendre l'intérêt des malades. « Mais, écrit-il, elle fit plus encore. Par l'influence de sa célébrité, par la sagesse et la compétence de ses conseils, elle a fondé comme une dynastie de bonté qui règne encore toute puissante dans les salles de malades, leur apportant la consolation, le calme et l'espoir dans ces demeures douloureuses. Lorsque, dans ce milieu qui inspire la terreur, pénètre la jeune dame de haute éducation, elle porte comme sainte armure l'humble costume de la jeune servante qui paraissait céleste à nos soldats blessés et elle trouve la force d'accom-

plir sa rude tâche, sachant par tradition comment *la Première de la dynastie* eut la force de lutter et de vaincre dans les
murs du grand hôpital de Scutari ».

Après un séjour de deux ans en Crimée, Miss Nightingale
rentra en Angleterre. La nation, pleine de reconnaissance, mit
à sa disposition une somme de 1.500.000 francs, produit d'une
souscription publique, pour former une école d'infirmières d'a-
près ses principes. Miss Nightingale a assisté de son vivant à
l'apothéose de son œuvre.

L'expérience de la guerre de Crimée ne nous avait pas servi.
Pendant la campagne d'Italie, en Mai 1859, nous manquions
de médecins et d'infirmiers; nous manquions de matériel. Notre
organisation sanitaire était presque nulle. Heureusement, la
campagne ne dura que deux mois. Cependant, nous avons perdu
presque autant de soldats par les maladies que par le feu, malgré
que nous opérions dans une saison favorable et sous un bon climat. Nous étions encore à l'époque où l'Administration s'érigeait
en providence terrestre, qui n'entendait pas que le pays se mêlât
de ses propres affaires et qui repoussait la charité individuelle
comme gênante. Au début de la campagne d'Italie, la France
s'était émue, les dons commençaient à affluer, et ils étaient bien
nécessaires. On étouffa ce mouvement. Un Comité officiel fut
constitué; et il prit cette étonnante décision : « L'armée d'Italie
étant amplement approvisionnée par les soins de l'administration
de la Guerre, les dons en nature provenant de la souscription
nationale seront successivement vendus par l'administration des
domaines et le produit de la vente, versé dans les caisses publiques,
viendra en accroissement des dons en argent. Il est fait exception
à cette disposition pour les dons de linge à pansement qui, par
mesure de prévoyance, seront versés dans les magasins militaires.»
Heureusement nous n'en sommes plus là; et aujourd'hui, les dons
des Françaises vont intégralement jusqu'au petit troupier.

Passons maintenant en Amérique. La guerre civile trouva en
1861 les Etats-Unis sans armée, sans organisation sanitaire.
Il fallut tout improviser. L'enthousiasme ne manqua pas. Au
premier appel de la conscription, il se forma dans tout le Nord
des Etats-Unis un nombre infini de comités, d'associations
pour les secours aux combattants : comités de charpie, comités
de médecins et de chirurgiens, comités de secours. Dans tous les

villages les femmes se réunissaient pour s'occuper de leurs fils, de leurs frères, de leurs maris, qui étaient sous les drapeaux. On leur expédiait des vêtements, des vivres, des livres, des journaux; on leur envoyait des garde-malades. Mais tous ces efforts avaient besoin d'être coordonnés pour produire de bons effets. Un pasteur protestant de New-York, Henri Bellows, aussi célèbre en Amérique par son éloquence que par sa charité, organisa l'Association centrale des femmes pour les secours aux malades et aux blessés de l'armée, association qui enrôla toutes les femmes du Nord et recueillit pendant la durée de la guerre près de 400 millions de francs. A côté de cette Association et comme intermédiaire exécutif auprès des pouvoirs publics, il créait en même temps une commission sanitaire composée de simples citoyens, de médecins, d'officiers. Il s'agissait d'écarter de l'armée américaine les désastres sanitaires de Crimée. Le président Lincoln consacra officiellement la commission sanitaire sous le nom de commission d'enquête pour tout ce qui touche à l'intérêt sanitaire des armées de l'Union. Le gouvernement, serviteur de l'opinion, acceptait cette institution, émanation du peuple et lui remettait le contrôle médical de l'armée. Elle devait s'occuper de l'hygiène des troupes pour prévenir les épidémies, des ambulances, des hôpitaux, des garde-malades, des soins à donner aux blessés, des moyens de faire parvenir aux soldats les dons de la nation. *La sanitaire*, comme l'avaient baptisée les soldats, leur fut comme une divinité protectrice et ils savaient qu'on la trouvait toujours au moment du besoin. Elle fonctionna pendant toute la durée de la guerre et fut comme la grande artère qui portait l'amour du peuple à l'armée du peuple. Son patriotisme et sa sagesse assurèrent son succès. Elle ne sortit jamais de son rôle, n'eut pas de visées politiques, ne favorisa pas les ambitions particulières. « A l'armée, loin d'affaiblir la discipline, elle se fit l'humble servante des généraux et des médecins; à Washington, elle donna des conseils, mais ne s'imposa jamais. Jusqu'à la fin elle resta fidèle à sa devise : « suppléer le gouvernement et non le supplanter ». Son action y gagna en puissance. Il serait difficile de trouver dans l'histoire une page plus belle de solidarité, de patriotisme et de dévouement à la cause des soldats défenseurs de la patrie. Un des premiers actes de la commission sanitaire fut d'obtenir une loi qui affranchit les médecins de toute subordination au commissariat et en fit un service distinct, à qui était confié tout ce qui concerne la santé de l'armée. En quelques mois on couvrit l'Amérique d'hôpitaux sous baraquements, suffisants pour abriter 90.000 malades. Ces hôpitaux américains avaient une physionomie bien différente de celle des hôpitaux français. Chez nous l'hôpital militaire est, ou plutôt était récemment encore, une autre forme de la caserne. Il n'en est plus ainsi depuis que nous avons des infirmières dans nos hôpitaux. L'hôpital américain, lui, était comme le prolongement du foyer domestique. C'était la famille, c'était la société qui s'emparait du blessé et qui l'entourait de soins. Ce caractère particulier tenait à ce que c'était une femme et presque toujours une femme du monde qui avait la direction des garde-malades, qui s'occupait de la lingerie, de la cuisine. Auprès du lit du soldat la femme ne représente-t-elle pas la mère, l'épouse, la sœur? Elle seule peut avoir ces attentions délicates qui ont une influence décisive sur le moral du soldat et contribuent largement à sa guérison.

Miss Jane Stuart Woolsey était, pendant la guerre, directrice d'un hôpital. Elle fit un livre qui est son journal hospitalier. On y trouve une peinture vivante de l'hôpital américain : « Les blessés français, écrit-elle, sont toujours gais, bons enfants et gracieusement polis. Charmoille, qui a eu le bras emporté, s'est appris lui-même à écrire élégamment de la main gauche dans l'espoir d'obtenir une petite place quand il aura son congé. Louis L..., amputé de la cuisse, ne reprenait pas de forces. Je lui dis un jour : « Ne pensez-vous pas à quelque chose que vous aimeriez avoir, à quelque chose que vous aimiez au pays? » — « Madame, je n'ai besoin de rien, j'ai ici tout ce qu'on peut désirer ». — « Essayez, pensez à quelque chose qui vous ferait du bien. Peut-être pourrait-on vous le procurer? » — « Merci, Madame, mais... puisque vous me le demandez, deux gouttes de vin rouge, du vin de mon pays; mais çà ne se trouve pas en Virginie ». Avec la permission du médecin, permission donnée de bon cœur, on lui envoya tous les matins une petite ration de vin de Bourgogne. C'était fête journalière pour le pauvre Louis; il chantait une petite chanson sur le bon vin et le bonheur de mourir pour la patrie. Ces deux gouttes de vin rouge étaient un rayon de soleil pour toute la salle... Tous les malades aimaient les fleurs. On nous envoyait quelquefois des fleurs de serre. Des œillets blancs et rouges faisaient le bonheur d'un sergent malade. Il mourut en serrant les fleurs dans ses doigts amaigris... Un matin de printemps, j'apportai les premiers lilas à un pauvre garçon de la Nouvelle-Angleterre. Il était bien malade. « J'ai quelque chose pour vous, lui dis-je, en tenant les fleurs derrière mon dos, quelque chose qui pousse devant la porte de votre maison. Devinez ». — « Des lilas », murmura-t-il. Et je plaçai les fleurs dans ses mains jointes. « Oh, dit-il, des lilas. Comment avez-vous eu cela ? » Les lilas vécurent plus longtemps que lui.

Ainsi se dévouaient les femmes d'Amérique. Et ce sont les plus riches, les plus généreuses qui ont donné l'exemple de l'abnégation. Au printemps de 1861, Miss Arabelle Griffith, jeune, belle, instruite, considérée, riche, épousait M. Barlow qui, le jour même de son mariage, partait pour Washington comme simple soldat dans un régiment de New-York. En peu de temps, grâce à son courage et à sa valeur militaire, il devint général. Mistress Barlow suivit toutes les campagnes de son mari, d'hôpital en hôpital. Elle était à Friedericksburg, occupée à préparer la nourriture des blessés, tandis qu'on entendait le canon de la bataille et que son époux bravait tous les dangers. Epuisée par un labeur incessant, elle mourut de la fièvre devant Pétersburg.

Il y avait des sœurs de charité aux Etats-Unis. Mais jamais les femmes d'Amérique n'ont voulu leur abandonner le droit de soigner les malades et les blessés. Dans cette œuvre patriotique les dames ambulancières étaient soutenues par le pays tout entier. Du moindre village, partaient chaque semaine des dons destinés aux hôpitaux : chemises de flanelle, robes de chambre, gants tricotés, pantoufles, fauteuils à bascule, béquilles, livres, papier, crayons, damiers, jeux d'échecs, dominos, couteaux, ciseaux, lait condensé, porter, vin d'Espagne, eau-de-vie, etc.... Toutes ces offrandes étaient réunies par les correspondants de la commission sanitaire, estampillées, empaquetées et dirigées sur tous les points du territoire. « L'excellent porto qui nous a été si utile dans les diarrhées chroniques, écrit Miss Woolsey, et toute la bonne eau-de-vie nous venaient de cadeaux particuliers. Le vin fourni par le gouvernement ne valait rien »... A côté des largesses du riche était l'obole du pauvre. « Je déroule un paquet d'écharpes, écrit encore Miss Woolsey ; elles sont faites avec une étoffe fanée, à fleurs jaunes, quelque chose comme des rideaux de lit. Sur un papier fixé par une épingle, une main tremblante a écrit : « L'étoffe était si bonne que j'ai pensé qu'on ne ferait pas attention à la couleur. C'est tout ce que j'ai. Je suis vieille et pauvre; je ne peux pas faire davantage ».

C'était une chose bien nouvelle et bien admirable que cette levée de tout un peuple, que cette nation veillant sur ses soldats, les entourant de soins et soutenant leur énergie.

La France n'avait pas su davantage mettre à profit les expériences douloureuses de la guerre de Crimée, de la guerre d'Italie. La guerre de 1870 nous a surpris avec des ressources tout à fait insuffisantes, avec la même organisation qui avait causé le désastre sanitaire de Crimée, le Service de Santé militaire encore subordonné au Service de l'Intendance. La Société Française de Secours aux Blessés Militaires venait de se constituer, en 1864, à la suite de la rédaction de la Convention de Genève, que nous devons, vous le savez, à la généreuse initiative d'un pasteur Genevois, M. Dunant, qui, ayant assisté à la bataille de Solférino, avait été vivement impressionné par le spectacle des ambulances regorgeant de blessés et de mourants et avait pu constater que les connaissances nécessaires et la pratique faisaient défaut à la plupart de ceux qui ne pouvaient apporter que leur dévouement individuel, par conséquent insuffisant et bien souvent stérile. Lorsque la guerre éclata, l'organisation de notre Société de secours n'était qu'à l'état d'ébauche. Elle ne possédait en caisse que la somme de 5.325 fr. 50. Ainsi prise au dépourvu, elle développa la plus grande activité, constitua rapidement de nombreuses ambulances, recruta à la hâte un personnel qui se montra évidemment très dévoué, mais qui manquait de préparation. Dames du monde, religieuses, femmes du peuple prodiguèrent leurs soins aux malades et aux blessés dans les hôpitaux, dans les ambulances. Ces ambulancières volontaires n'étaient pas initiées au rôle d'infirmière. A défaut des qualités techniques, qui distinguent maintenant les dames infirmières de nos Sociétés de secours, elles surent remplir leur rôle de consolatrices et furent admirables d'énergie et de dévouement, particulièrement à Metz et dans Paris assiégé. Les jours de combat, sous les murs de Metz, elles sortaient de la ville et allaient, aussi loin qu'elles le pouvaient, au devant des blessés qu'elles accompagnaient aux ambulances où elles les entouraient de soins maternels.

La Société de Secours aux Blessés Militaires fit appel à tous les concours. Les dons affluèrent. Les souscriptions s'élevèrent à plus de 16 millions, dont plus de 12 millions furent dépensés.

Et ainsi notre Société de secours put rendre d'immenses services en nous aidant à soigner les malades et les blessés.

En 1900, lorsque l'expédition de Chine fut décidée, la Société Française de Secours aux Blessés Militaires, voulant remplir au complet son rôle d'assistance, mobilisa personnel et matériel; en quelques jours, elle était prête. Elle envoya le matériel de deux hôpitaux de campagne, affréta le *Notre-Dame-du-Salut*, comme navire-hôpital. Son délégué en Chine, M. de Valence, dont le nom est synonyme de charité, de dévouement et de patriotisme, organisa au Japon un sanatorium par lequel passèrent 423 malades, auxquels il faut ajouter 435 militaires et marins hospitalisés à bord du *Notre-Dame-du-Salut*. La Croix-Rouge a donc recueilli en Chine dans ses deux formation un total de 858 malades ou blessés. A la première heure, plusieurs dames infirmières de la Société avaient demandé instamment à partir pour soigner nos malades et nos blessés. La Société de Secours aux Blessés n'a pas cru pouvoir accepter la responsabilité de les envoyer à 4.000 lieues de France dans un pays en pleine révolte, sans qu'on puisse compter sur une protection suffisante par nos troupes et elle eut recours aux sœurs de Saint-Vincent de Paul, dont le dévouement fut, comme toujours, incomparable. A Nagasaki, les Sœurs de l'Enfant Jésus de Chauffailles, établies dans le pays depuis 23 ans, et qui sont des enseignantes, avaient renvoyé leurs élèves et mis à la disposition leur bel et vaste établissement pour en faire un sanatorium; bien plus, elles endossèrent la blouse d'infirmière, s'adaptèrent vite à leur nouveau rôle et surent envelopper nos malades de cette atmosphère familiale si douce à ceux qui souffrent. Ai-je besoin de dire que l'œuvre accomplie en Extrême-Orient par la Société de Secours aux Blessés Militaires a conquis tous les éloges et que là encore, elle a fourni la preuve de son active vitalité.

Il nous reste à parcourir trois brillantes étapes des ambulancières, le Transvaal, la guerre russo-japonaise et le Maroc.

En Angleterre, l'expérience de Crimée avait porté ses fruits. Miss Nightingale avait créé une pépinière de garde-malades professionnelles, de *nurses* suivant le terme anglais. *Nurse* est un mot qui n'a pas son correspondant dans la langue française et qui comporte l'idée de soins donnés à des enfants; les malades pouvant être considérés comme étant plus ou moins de grands enfants. Le personnel des hôpitaux de l'armée et de la marine anglaise comprend des nurses, qui font partie du Corps de Santé et ont un uniforme spécial. Il y a aussi des nurses coloniales. Le temps me manque pour vous exposer en détail l'organisation des nurses militaires anglaises. Elles forment un ensemble administratif (*nursing department*), pourvu d'une hiérarchie et ayant à sa tête une *matrone en chef* qui a la direction et le contrôle de ce service. Les nurses de l'armée comprennent les nurses du service actif et les nurses du service de réserve, recrutées parmi les infirmières des hôpitaux civils et qui sont à la disposition du Corps de Santé en temps de guerre. Depuis quelques mois, les Anglais ont aussi des nurses du service territorial, qui doivent remplir leur mission en Angleterre.

Pendant la longue et pénible campagne du Transvaal, l'Angleterre envoya dans le Sud-Africain presque 800 nurses du service actif et du service de réserve. On les employa dans les hôpitaux, dans les trains d'évacuation, dans les bateaux-hôpitaux, et quelques-unes même dans les hôpitaux de campagne. Leur dévouement, leur endurance, leur esprit de discipline et leurs qualités professionnelles ont été au-dessus de tout éloge. Elles eurent à soigner de nombreux cas de dysenterie et de fièvre typhoïde; et quelques-unes moururent victimes de la contagion.

Frédéric Trèves raconte dans ses lettres les inappréciables services que lui avaient rendus Miss Mac Caul et deux nurses de Netley après la bataille de Spion-Kop. « Elles travaillèrent jour et nuit à soigner les blessés et on ne peut s'imaginer, écrit-il, ce que nous serions devenus sans elles ».

Lord Roberts dans un rapport au Ministre de la Guerre parle en termes élogieux du service des nurses. « Il est difficile, dit-il de traduire toute la gratitude qu'a inspirée le dévouement des garde-malades dans les rangs des soldats. Le courage, l'énergie, la charité, l'instruction des nurses de l'armée et des colonies ont excité notre admiration et ont encore justifié l'opinion que j'avais depuis plusieurs années sur la nécessité de protéger ce service et de le développer pour le bien de nos armées ».

A côté des nurses de l'armée, il y eut aussi au Transvaal un grand nombre d'infirmières volontaires. Comme on ne pouvait s'enrôler dans le service sanitaire de l'armée sans appartenir aux groupements officiels des nurses militaires sélectionnées en Angleterre et que celles-ci étaient assez nombreuses, les infirmières volontaires, dont on refusait les services, partirent pour le Sud de l'Afrique à leurs frais. Ces infirmières volontaires ont suscité de vives critiques. On dut même prendre à leur égard des mesures sévères et parfois leur interdire l'entrée des salles dans l'intérêt des malades. Elles manquaient généralement d'expérience et des forces physiques nécessaires pour supporter le dur labeur d'infirmière. Le chirurgien Mac Cormac a déclaré « que les soins à donner aux malades avaient été, sans aucun doute, entravés, dans bien des cas, par l'intervention de ces dames, qui ne savaient pas ce que devaient être les hôpitaux et les garde-malades et qui avaient cependant le grand désir de rendre service. Mais leur inexpérience les rendait incapables de bien faire ». Elles soulevèrent même de beaucoup plus dures critiques. Le Docteur Trèves a pu dire « que la vue de ces nombreuses dames préoccupées du soin de leur toilette, habillées de robes claires, organisant des pique-niques autour de Capetown constituait une véritable tache ».

Ces critiques n'atteignaient en rien les nurses militaires. On ne saurait pas davantage les retenir comme arguments contre l'institution des infirmières volontaires de nos Sociétés de secours, à qui les qualités techniques ne feront pas défaut. Quand nous envisageons cette grave question de l'assistance militaire par les Sociétés de secours, nous devons surtout nous garder de nous laisser influencer par des cas particuliers et par certaines critiques. Il faut voir plus haut et plus loin, et nous incliner devant les immenses services déjà rendus, devant l'esprit de discipline et d'abnégation de nos admirables infirmières volontaires. Le Corps de Santé militaire a tout à gagner à se laisser pénétrer davantage par la Nation, qui apprendra ainsi à le mieux connaître et il doit, en fin de compte, ne pas oublier que, livré à ses propres forces, il serait impuissant à faire face aux lourdes responsabilités de l'avenir.

La guerre russo-japonaise a le mieux mis à l'épreuve et permis d'apprécier l'esprit d'abnégation, le dévouement et l'énergie des ambulancières russes, que je vous donne en exemple, persuadé que vous sauriez faire aussi bien, le cas échéant. Cette guerre, qui dura 16 mois et qui se déroulait à 10.000 kilomètres de la mère-patrie, mit aux prises de grandes masses d'hommes. L'effectif de l'armée russe a compté jusqu'à 1.050.000 hommes. 390.000 seulement furent hospitalisés, dont 260.000 pour maladies. Ce fut un véritable succès sanitaire pour les Russes, puisque le chiffre des morts par maladies fut à peine le dixième du chiffre des tués. Un pareil pourcentage n'avait été encore observé dans aucune guerre. On doit l'attribuer à la salubrité de la Mandchourie et aussi à la bonne organisation des ambulances.

Les malades et les blessés ne pouvant pas être évacués en Russie à cause de la grande distance furent soignés dans les hôpitaux de Mandchourie et de Sibérie; et les infirmières durent aller à eux. M. le Médecin Principal Follenfant, qui faisait partie de la mission française aux armées russes de Mandchourie, estime à 8.000 le nombre des sœurs de charité qui rejoignirent l'armée ou qui firent le service d'infirmière de la Croix-Rouge en Russie, en Sibérie et le long du Transsibérien. Encore ce chiffre ne comprend pas un très grand nombre de mères, de femmes, de filles d'officiers qui se firent infirmières sans être incorporées dans le service hospitalier. A Kharbine, en particulier, chaque sœur de service était secondée par une ou plusieurs de ces infirmières volontaires. La sœur laïque de charité a été la cheville ouvrière des formations sanitaires de la Croix-Rouge et des hôpitaux de l'armée. Grâce à elles, ces hôpitaux se sont distingués par une propreté, un ordre, un souci de bien-être que la surveillance et les soins féminins peuvent seuls obtenir. L'esprit de discipline de ces infirmières n'a pas été moins remarquable. Malgré qu'appartenant à un rang social élevé, elles acceptaient de remplir des besognes considérées comme secondaires, ainsi de s'occuper de la cuisine, lorsqu'elles en avaient reçu l'ordre. A celles qui étaient attachées à des ambulances ou à des hôpitaux de campagne incombaient des rôles plus glorieux. Elles devaient alors partager le sort des médecins de ces formations mobiles. « Obligées de voyager dans ce pays glacé, sous la poursuite des balles et des obus, forcées de circuler pendant l'hiver en bottes de feutre pesant plusieurs livres, et pendant l'été pluvieux et boueux en bottes de cuir, ces sœurs suivaient les troupes en campagne, munies d'un mince bagage, certaines de ne trouver le soir qu'un lit de briques, une planche ou un sac pour se reposer sous la tente ou dans une maison chinoise, et cependant toujours prêtes à faire leur service d'aide-chirurgien, de surveillante, de garde-malade ou de cuisinière. Combien, dit Follenfant, ai-je admiré ces sœurs, quelquefois de beauté remarquable, d'une éducation supérieure, d'une instruction élevée au point de parler trois ou quatre langues, jeunes filles, jeunes femmes, circulant dans la neige, cahotées dans des charrettes chinoises ou des carrioles russes non suspendues, faisant de longs parcours, seules ou à plusieurs, pour aller au ravitaillement de leurs formations sanitaires, ou pour demander aux dépôts de la Croix-Rouge des vêtements et des douceurs pour leurs malades. »

Plusieurs de ces vaillantes sœurs furent blessées sur le champ de bataille. A Liao-Yang, l'une d'elles dut subir l'amputation d'un membre. Un très grand nombre contractèrent des maladies épidémiques au chevet des malades.

L'organisation des sœurs de charité laïques est spéciale à la Russie et répond à un besoin particulier de cette nation. En Russie, les ordres monastiques ne sont presque jamais hospitaliers. Aussi, de tout temps, les soins des malades y furent l'apanage des femmes laïques appartenant généralement à la bourgeoisie ou à la noblesse, qui sont moins absorbées par les soucis de la vie journalière et par l'éducation des enfants. L'organisation sociale de ce pays a développé dans l'âme russe un véritable élan de charité et une tolérance qui est inlassable même à l'égard des malveillants. Depuis longtemps, il s'est constitué dans les villes de Russie des congrégations laïques, sans vœux religieux, et dont la discipline permet de participer à la vie familiale et sociale en dehors du service régulier de la communauté. La plus ancienne de ces communautés est celle de l'Exaltation de la Croix, qui avait déjà fait ses preuves hospitalières pendant la guerre de Crimée. Ces congrégations sont au nombre de 90, subventionnées par la Croix-Rouge, enrichies par des fondations; elles possèdent de grands hôpitaux, qui sont en même temps des écoles d'infirmières, où quantité de jeunes femmes et de jeunes filles de bonne famille viennent faire leur instruction de garde-malade. La Croix-Rouge russe n'a accepté dans ses organisations que des infirmières instruites, ayant fait preuve d'aptitude professionnelle. C'est de ces hôpitaux, de ces congrégations laïques que maîtresses et élèves sont parties pour se rendre en Mandchourie. Et ce voyage à lui seul était un véritable calvaire : 30 jours en plein hiver dans le Transsibérien.

M. Follenfant raconte qu'il assistait un jour à la gare de Khar-

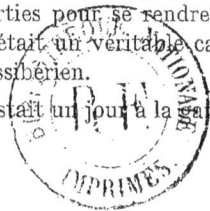

bine au départ d'un hôpital de campagne, auquel était attachée une dame chirurgien, ancien élève de la Faculté de Montpellier, et il admirait le dédain de confort et la modestie du personnel féminin de cet hôpital qui, parmi les sœurs, comprenait des dames riches de Moscou. L'une d'elles, femme d'un industriel, possédait plusieurs millions de roubles. Au milieu d'un tas de sacs et de paquets qui nous paraîtraient ici extravagants, une vingtaine de femmes coiffées de bonnets de fourrure enfoncés jusqu'aux oreilles, ou de bachlicks laissant voir seulement quelques frisons de cheveux, vêtues de fourrures grossières, s'installaient, pour voyager plusieurs jours, dans un wagon à marchandises chauffé par un poêle perforé. Leurs fourrures étendues sur le plancher devaient leur servir de couchettes. Quant à la cuisine, un fourneau à pétrole devait suffire à tout. On aurait dit un wagon d'émigrants pauvres. L'inaltérable bonne humeur et l'ardeur de dévouement de ces femmes les empêchaient de voir et de subir leurs misères. Cet hôpital de campagne se rendait dans une ville où sévissait une épidémie de fièvre typhoïde et il y fit de très bonne besogne.

La Russie compte de nombreuses dames exerçant la médecine avec distinction. Quelques-unes faisaient partie du personnel médical des ambulances et montrèrent le plus grand dévouement. La princesse Gédroïtz était chirurgien en chef du train sanitaire de la noblesse. Elle se tint toujours dans la zone de l'avant, opérant dans un wagon construit spécialement comme salle d'opérations. Elle ne quittait le champ de bataille que lorsque les projectiles ennemis menaçaient le train.

Tel fut le rôle des plus vaillantes, de celles qui s'étaient engagées comme infirmières pour toute la durée de la guerre. Mais les autres en Russie, ne restaient pas inactives et elles travaillaient à l'œuvre commune dans les dépôts de la Croix-Rouge où des dames de la cour, de la noblesse, de la bourgeoisie venaient, rapporte Follenfant, « couper, assembler et coudre à la machine les chemises, les caleçons, les vêtements ouatés et fourrés, les objets de pansement destinés aux malades et blessés et aussi les chauds vêtements destinés aux hommes bien portants de l'armée. Elles passaient leurs loisirs à conduire des machines à coudre, à faire des emballages, à étiqueter des ballots, à surveiller l'expédition des multiples objets qu'aime à recevoir le soldat éloigné de sa famille. »

Follenfant raconte avoir visité le Dépôt de son Altesse la Grande Duchesse Elisabeth, installé dans le palais impérial du Kremlin où travaillaient les femmes de la Société Moscovite. Là, il vit une princesse, de grand âge, qui, depuis des semaines et des mois, passait ses journées à composer de petits sacs de cadeaux. Ces sacs contenaient invariablement une chemise, un caleçon, un mouchoir, une paire de chaussettes, une brique de thé, un sac de sucre, du chocolat, du tabac, du papier à cigarettes, une pipe et une médaille peinte. Et tout en manipulant ces petits objets, qu'elle plaçait toujours dans le même ordre pour qu'ils tinssent moins de place, elle souriait à la pensée des bonheurs qu'elle créerait là-bas, loin de la mère patrie, bonheurs dont elle n'entendrait jamais parler ». Et il en était comme cela un peu partout en Russie.

Dans cette guerre, l'effort de la charité russe a été vraiment colossal. La Croix Rouge russe a dépensé 50 millions; et les dons qui lui parvenaient de tous les points de la Russie, et qu'elle devait centraliser et expédier, auraient également représenté une valeur de 50 millions.

Du côté japonais, il existait une forte organisation d'ambulancières militaires. La Société Japonaise de la Croix-Rouge n'avait été constituée qu'en 1886 et placée sous le haut patronage de l'Empereur et de l'Impératrice. Elle s'était développée rapidement. La guerre sino-japonaise (1894-1895) contribua beaucoup à son essor. Elle a pris pour devise : « dette à la patrie et secours aux soldats ».

Les Japonais avaient de suite compris toute l'importance du rôle des femmes dans l'assistance aux blessés et ils avaient pu se rendre compte de quelle haute considération elles jouissent dans les organisations de la Croix-Rouge en Europe et en Amérique. En 1887 ils fondaient l'*Association des Dames japonaises*, qui était rattachée à la Société de la Croix-Rouge. Cette institution semblait cependant devoir être inconciliable avec leurs mœurs et leurs idées. Chez eux, une femme approchant et soignant un homme en dehors de la famille est une chose inconcevable. La guerre est encore une chose à laquelle le sexe féminin ne doit jamais être mêlé. Les soldats sont pour ainsi dire les derniers des hommes près desquels les femmes devraient pouvoir approcher. Il résultait de cet état d'esprit que les filles

de basse condition et les illettrées pouvaient seules se faire infirmières. Pour remonter ce courant d'idées, il fallut montrer au
peuple le haut idéal moral qui s'attache à la personnalité de
l'infirmière. Les princesses royales et les dames de la haute aris-
tocratie prêchèrent d'exemple en se vouant à cette œuvre;
elles montrèrent au peuple que secourir les soldats malades
et blessés est faire acte de cœur noble et patriote et que rien
n'est aussi honorable pour une femme.

L'Association des Dames Japonaises est composée des princesses du sang, des dames nobles et des dames du peuple, sous
la protection de l'Impératrice. Elle possède un grand hôpital,
dans lequel se fait l'instruction des infirmières. Elle a rendu de
très importants services pendant la guerre sino-japonaise et
pendant la guerre dite des Boxers, au cours de laquelle ses infirmières ont prodigué leurs soins aux soldats français à l'hôpital
militaire d'Hiroshima.

Les infirmières japonaises ne sont pas allées en Mandchourie.
Les Japonais ont évacué leurs malades et blessés qui ont été, en
général, soignés dans les hôpitaux du Japon. Les infirmières
de la Croix-Rouge ont fait le service dans les hôpitaux du territoire, dans les infirmeries de gare ou de gîte d'étapes et à bord
des navires-hôpitaux. La Société a fourni 3.000 infirmières. Elles
se sont montrées admirables de dévouement, d'habileté et de
patience.

A côté des infirmières professionnelles qui avaient suivi des
cours pendant 2 et 3 ans et dont l'instruction technique était
très complète, il y avait dans les hôpitaux des infirmières volontaires appartenant à la meilleure société. Celles-ci ne donnaient
pas aux malades les soins matériels; elles s'occupaient des soins
moraux, faisaient leur correspondance. Pendant la guerre sino-
japonaise, comme pendant celle de 1904-1905 les dames de l'Association Japonaise se réunissaient tous les jours pour préparer
du linge à pansement; elles visitaient les malades et les blessés
dans les hôpitaux et leur envoyaient des dons en nature.

La Société Japonaise de la Croix-Rouge est particulièrement
vivace; elle compte 1.245.000 adhérents, ce qui doit être pour
nous une certaine honte et un incitant à nous dévouer davantage.
Ses ressources annuelles dépassent 8 millions de francs. Pendant
la dernière guerre elle a dépensé 20 millions. Cette singulière na-

tion mérite que nous suivions ses traces dans son dévouement à la cause des soldats.

Le 28 Septembre 1907 arrivaient à Casablanca 12 dames infirmières de la Société Française de Secours aux Blessés Militaires. Elles venaient se mettre à la disposition du Service de Santé pour servir dans les formations sanitaires de l'armée. Cet événement, considérable pour nous, marque une étape décisive dans notre œuvre d'assistance militaire. La France était en retard sur les autres nations. Il s'est fait comme un éveil dans l'opinion; et l'heure en semblait particulièrement propice. L'effacement des congrégations religieuses hospitalières, qui jusqu'alors avaient monopolisé l'effort de la charité féminine dans les secours aux malades, a suscité la charité laïque. Nos sœurs laïques de charité devront emprunter à leurs devancières l'esprit d'abnégation et de dévouement absolu. Les infirmières de Casablanca ont montré qu'à ce point de vue elles pouvaient ne pas leur être inférieures. Elles nous apporteront certainement une instruction plus éclairée, des aptitudes professionnelles plus souples et plus modernes... On doit penser aussi que les doctrines perverses, qui cherchent à saper nos sentiments les meilleurs, ont contribué à enfanter dans les flancs de la nation ce nouvel élan de patriotisme.

Les volontaires s'étaient présentées nombreuses. Il fallut faire un choix. Mme Fortoul prit la direction générale de la première équipe, qui s'embarqua sur le transport *Le Mytho*, que le Ministre de la Marine avait mis à la disposition du Comité de la Croix-Rouge. Les voici débarquées à Casablanca après de pénibles transbordements par une mer houleuse et habituellement inclémente. Le général Drude est venu au-devant d'elles et les guide vers la maison marocaine marquée par le fanion national et par le fanion de la Croix-Rouge, qui, pendant plus d'une année, abritera toutes les infirmières de la Société de Secours qui viendront à Casablanca. Elles furent de suite affectées aux deux formations sanitaires, à l'ambulance et à l'hôpital de campagne qui fonctionnaient alors à Casablanca. Mme Fortoul et Mme Blancheney eurent encore la lourde mission d'accompagner un convoi de malades évacués sur l'hôpital d'Alger, à bord du navire-hôpital *Vinh-Long*.

Ne croyez pas, Mesdames, que le rôle d'infirmière à Casablanca était une sinécure. Vous pourrez en juger par un tableau de service que je relève dans la correspondance de M. de Valence, l'infatigable Secrétaire-général, on devrait dire l'apôtre de la Société de Secours aux Blessés Militaires, qui était Délégué à Casablanca : « 5 h. ½ lever; 6 h. ½ déjeuner; 7 h. départ pour l'hôpital; 11 h. ½ retour à la maison des infirmières qui est située à 700 mètres de l'hôpital; midi, déjeuner; 2 heures, second départ pour l'hôpital; 6 heures, rentrée à la maison; 7 heures, diner sauf pour les deux infirmières de garde qui prennent chaque soir la garde de nuit. Ces infirmières rentrent à l'hôpital à 5 heures, dînent à 6 heures et vont prendre le service de 7 heures du soir à 6 heures du matin, avec trois rondes par nuit ».

Pendant le temps passé à l'hôpital, les infirmières prennent les températures, accompagnent le médecin à la visite, donnent les potions, surveillent les régimes, notent tous les faits de la journée, font les pansements, président à la distribution des aliments, surveillent le blanchissage. Bien plus, à défaut d'aides, elles ont lavé le linge elles-mêmes, comme Mlle Clavery qui, un jour. a lavé 96 chemises. Elles préparent les potions à la pharmacie, raccommodent le linge, ourlent des torchons, font des traversins, etc... ».

A côté de cette multiple action d'ordre matériel, il en existait une autre, non moins importante, qui ne figure pas dans le tableau de service. Les Dames de la Croix-Rouge ont été pour nos malades et nos blessés comme un rayon du soleil de France, un rayon de soleil qui réconforte les courages et calme les souffrances. Voulez-vous savoir ce qu'en pensaient et ce qu'en disaient nos malades. Vous pourrez en juger par ce fragment d'une lettre d'un hospitalisé de Casablanca, reproduite dans le journal la *France Militaire* : « Nos infirmières sont toutes de très grandes dames qui ont dans la vie fortune et relations, tout ce qu'il faut pour être heureuses. Nous avons été fort étonnés d'apprendre qu'elles avaient passé de sérieux examens et possédaient des connaissances médicales très complètes. Elles font les pansements avec plus de dextérité, moins de brusquerie que les médecins eux-mêmes. Cette habileté professionnelle nous étonne d'autant plus qu'on se demande où et comment elles ont pû l'acquérir... Mes camarades, même ceux qui n'ont aucune éducation, évitent les gros mots en leur présence. On a pour elles la plus grande vénération ».

Auxiliaires du Corps de Santé militaire elles se sont acquittées de leur mission avec un succès qui a dépassé toutes les espérances et mérité tous les éloges. Elles ont, en vraies Françaises, montré un dévouement et une abnégation sans bornes, et aussi elles ont fait preuve de qualités professionnelles de premier ordre. Préparées à la discipline militaire par une forte discipline intellectuelle et morale, elles ont accepté tous les devoirs avec soumission et entrain. Elles ont enveloppé nos soldats blessés d'une atmosphère de douceur et de tendresse qui les réconfortait et elles ont adouci les derniers moments de ceux qui ont eu le malheur de mourir loin des leurs.

Ecoutez ce dialogue entre une infirmière et son malade :

« — Es-tu venue volontairement ici? demandait un goumier à son infirmière, ou bien es-tu payée?

— Non, je suis venue te soigner volontairement, répondit l'infirmière.

— Et pour cela, tu as laissé en France ton mari et tes enfants?

— Oui, et ils m'ont approuvée.

— Mais enfin, pourquoi fais-tu cela?

— Parce que toi, tu donnes ton sang pour la France. Alors, moi, je viens te soigner au nom de la France ».

L'homme alors se redressa brusquement en s'écriant : « Ah ! vraiment cela est beau ! ».

En échange de tant de dévouement, nos soldats ont répondu par une reconnaissance unanime dont les échos nous sont revenus de tous les coins de la France dans de touchantes lettres.

Un adjudant, frappé de trois balles au combat du 29 mars et évacué sur l'hôpital de Casablanca écrit à son capitaine :

« Enfin, nous sommes arrivés et un peu refaits de nos fatigues. Aussi je profite d'un moment pour vous donner des nouvelles de nos braves blessés de la 12e et des miennes.

« Lefebvre, Desmarais, Petit et Durand sont avec moi sous la même grande tente. Les infirmières de la Croix-Rouge, ces nobles et grandes dames, nous donnent leurs soins avec une bonté et un empressement sans égal.

« Ah ! mon capitaine, si vous aviez pu voir comme nous fûmes reçus. Non, je ne peux vous dépeindre leurs prévenances. Une mère recevant son enfant n'aurait pas mieux fait. Il fallait les voir ôter les pantalons sales, pleins de boue et de sang, enlever les chemises, panser les plaies, aménager les lits, y déposer le malade posément, doucement, lui donner du bouillon, du lait, lui parler de cette douce voix de femme, qui n'est plus celle du canon, de la mitraille, ou du chef échauffé par l'action.

« Honneur à ces femmes, mon capitaine, qui savent si bien soigner les blessés et leur faire oublier les fatigues de la guerre !

« Nous sommes tous en bonne voie de guérison et, tous nous espérons retourner bien vite vous revoir et reprendre nos places ».

Ces appréciations si hautement méritées trouvent leur confirmation officielle dans une lettre du Ministre de la Guerre à M. le Président de la Société de Secours aux Blessés Militaires :

« Monsieur le Président.

« J'ai l'honneur de vous faire connaître que dans le dernier rapport qu'il m'a adressé, M. le Général Drude, commandant les troupes françaises à Casablanca, rend hommage aux Dames Infirmières de la Société de Secours aux Blessés dans les termes suivants :

« Leurs services sont très appréciés, non seulement au point de vue du zèle qu'elles déploient, mais encore, et surtout en raison de leurs capacités professionnelles ».

On ne saurait faire un plus bel éloge du personnel d'élite que votre Société a envoyé au Maroc.

Je suis heureux de joindre mes félicitations à celles de M. le Général Drude en constatant que le concours prêté par vos Dames Infirmières au Service de Santé de notre corps de débarquement à Casablanca contribue non seulement à améliorer le sort de nos soldats malades ou blessés, mais aussi à répandre sur ce point de la côte africaine le renom de courage et de dévouement des femmes françaises.

Général PICQUART ».

Plus tard, le Général d'Amade exprimant au Président de la Société de Secours aux Blessés Militaires sa gratitude pour les services rendus écrivait : « La présence au chevet de nos malades des dames infirmières nous est particulièrement chère. A tous ceux qui ont reçu les soins de ces vaillantes françaises, cette présence a donné la douce et réconfortante illusion qu'ils étaient soignés par leur mère ou leur sœur ».

L'engagement des dames infirmières était de deux mois. Plusieurs ont doublé leur temps à Casablanca; elles ont rengagé.

A la première équipe en succèdèrent d'autres, sous la direction de Mme la générale Hervé, de Mme la générale Voisin, de Mme Gallay. Des dames infirmières furent attachées à l'hôpital de campagne de Ber-Rechid. La Société de Secours envoya aussi des infirmières dans les hôpitaux militaires de Tlemcen, de Lalla-Marghnia.

L'Association des Dames Françaises et l'Union des Femmes de France avaient suivi ce beau mouvement et envoyé leurs Dames infirmières à l'Hôpital Militaire d'Alger et à l'Hôpital Militaire d'Oran.

Cet exposé d'historique depuis la guerre de Crimée jusqu'à nos jours, qui, je l'espère, aura été pour vous comme une leçon de choses, vous a déjà amplement démontré quel est le rôle de la femme en temps de guerre. Lorsque les hommes sont à la frontière, aux femmes appartiennent les œuvres de charité et d'assistance aux malades et aux blessés. La plus haute expression de dévouement à la patrie est pour la femme le rôle d'infirmière. Les Anglais disent : « Une infirmière vaut plus que vingt infirmiers ». Aussi dans l'assistance aux blessés tous les pays réservent à la femme un rôle considérable. N'est-elle pas la garde-malade prédestinée?

Son rôle d'infirmière s'est trouvé déjà si souvent répété au cours de cet exposé, que je dois me contenter de le rappeler en raccourci. A quelques-unes échoit l'apanage de servir d'aides aux chirurgiens, de faire des pansements, ce à quoi excellent leurs mains habiles et délicates. Au plus grand nombre revient le service général dans les salles. Avant tout elles doivent leurs soins aux grands malades. Elles possèdent le secret de leur apporter le calme, de répandre sur la souffrance les douces paroles qui trompent le mal et qui ramènent l'espérance quand même. Auprès du malade elles remplacent la famille et lui donnent l'illusion de la présence des êtres qui lui sont le plus chers. Et ainsi se trouve satisfait ce besoin de sentimentalité qui existe dans l'âme humaine si facilement suggestionnable. Le chevet du malade devient moins douloureux : elles le font plus riant, ou moins triste. Voilà pour le rôle moral des infirmières qui est immense. Elles observent les manifestations de la maladie pour en rendre compte au médecin. Elles veillent à la propreté des malades, au bon état des lits, du mobilier, à l'entretien des salles, à leur température, à l'aération et à tout ce qui concerne l'hygiène; elles font exécuter les prescriptions des médecins. Nos hôpitaux étaient presque aussi bruyants que des casernes. Elles y ramèneront le calme si utile aux vrais malades. Elles surveilleront la distribution des aliments, la distribution et la prise des médicaments. Elles feront manger le malade qui ne peut s'alimenter lui-même. Au besoin elles pourront prendre les températures, tenir les cahiers de visite. D'autres se consacreront à la lingerie, à la cuisine, s'occuperont de la préparation de certains petits aliments pour les grands malades, seront employées à la pharmacie. Il faut éviter cependant qu'elles soient astreintes à des travaux de peine; ce serait sacrifier un temps qui doit avoir un meilleur emploi.

Ces charges sont bien complexes et exigent de sérieuses qualités. On ne s'improvise pas infirmière. La Société de Secours aux Blessés Militaires a créé un peu partout des Dispensaires-Ecoles, où ses infirmières reçoivent une instruction professionnelle complète, qui s'appuie en outre sur un stage dans les hôpitaux pour apprendre la pratique hospitalière. Les Dames infirmières diplômées s'engagent à remplir en temps de guerre les fonctions d'infirmières dans les hôpitaux auxiliaires de la Société.

Les Dames infirmières de la Société de Secours aux Blessés Militaires se sont montrées dévouées, infatigables, disciplinées; bien plus, elles se sont imposées par leur savoir professionnel. Elles ont eu le mérite de convaincre les sceptiques et de faire la preuve que le service de santé pouvait absolument compter sur les Dames Infirmières des Sociétés de Secours. Leur action s'est fait sentir bien au-delà de Casablanca. Grâce à elles, l'opinion était conquise et le Ministre de la Guerre décidait que dorénavant le personnel des hôpitaux militaires comprendrait des infirmières militaires.

L'élan est donné. Le Ministre de la Guerre, sur la demande qui lui en est faite par les Sociétés de la Croix-Rouge, accepte que des infirmières volontaires de ces sociétés fassent le service dans les hôpitaux militaires, en attendant que nous puissions avoir nos infirmières professionnelles. Ne croyez pas que ce fut une mission sans danger. A l'hôpital militaire de Versailles, deux dames de l'Union des Femmes de France, M¹¹ᵉ Leullier et Mᵐᵉ Allais se sont surmenées dans leur service d'infirmière et ont payé de la vie leur dévouement aux malades et aux blessés de l'armée.

Puis, nous venaient de l'Ecole des Garde-Malades du Tondu de Bordeaux ces infirmières militaires, que nous avons le bonheur de posséder aujourd'hui dans notre hôpital de Belfort, dont la valeur technique n'a d'égale que leur dévouement inlassable auprès de nos soldats malades. Enfin, dans nos hôpitaux militaires, nos malades reçoivent ces soins de famille qu'une femme seule sait donner.

L'évolution continue. Le Ministre autorise les Dames Infirmières des Sociétés de Secours qui ont passé avec succès l'examen du 1er degré à faire un stage de 3 mois dans les hôpitaux militaires pour compléter leur instruction. J'ai été particulièrement heureux de pouvoir leur ouvrir les portes de l'Hôpital Militaire de Belfort, où déjà deux équipes d'infirmières se sont succédées, permettant de bien augurer de l'avenir. Je ne vous ferai pas l'éloge de leur assiduité, je ne veux pas blesser leur modestie. Tout en travaillant, elles ont fait beaucoup de bien et nos soldats leur en gardent certainement une vive reconnaissance. Le séjour de l'hôpital leur est tellement attrayant que toutes' voudraient rengager. Je crois que les femmes sont nées infirmières. Ou, si vous aimez mieux, elles ont une richesse de bonté et de dévouement qu'elles ont le besoin impérieux de répandre. S'il n'y avait pas d'hôpitaux militaires, il faudrait en créer pour elles.

On ne peut qu'applaudir à cette évolution nouvelle, à cette union plus intime des Sociétés de secours et du Corps de Santé militaire, qui engendrera certainement les meilleurs résultats. Ce restera l'honneur de notre Directeur au Ministère de la Guerre, M. le Médecin Inspecteur Février d'avoir accueilli et favorisé cette évolution. Disons que la Société de Secours aux Blessés Militaires, qui a eu le mérite du premier geste de Casablanca, a bien mérité du Pays.

Quelle sera la part d'action réservée aux Dames Infirmières de la Croix-Rouge dans l'assistance aux blessés et aux malades militaires pendant la guerre? Iront-elles sur le champ de bataille?

Dans la prochaine guerre nationale, la tactique sera d'évacuer à outrance les malades et les blessés pour désencombrer la zone des combats et aussi dans l'intérêt des malades et des blessés qui seront mieux soignés dans des établissements confortables et bien outillés. L'expérience des dernières guerres a en effet démontré que les évacuations ont eu la meilleure influence sur les résultats des interventions chirurgicales. Bien entendu, il ne s'agit pas des petits malades et des éclopés qui, pouvant guérir en quelques jours, doivent être conservés à proximité de l'armée pour rejoindre au plus tôt leurs régiments et ils seront très nombreux.

Les régions de corps d'armée du temps de paix forment, en temps de guerre, autant de régions territoriales ou secteurs d'hospitalisation. Les évacuations seront faites, autant que possible, de façon que les malades et les blessés soient ramenés dans leur région d'origine. Ainsi les malades du 14e corps d'armée seront évacués sur la 14e région et répartis entre les hôpitaux du territoire, qu'on distingue en hôpitaux permanents ou du temps de paix et en hôpitaux temporaires. Les hôpitaux temporaires, qui n'existent qu'en temps de guerre, sont prévus du temps de paix et leur organisation en personnel et matériel est complètement déterminée. Les uns sont gérés par le Service de Santé militaire, et les autres, appelés hôpitaux auxiliaires du territoire, sont gérés par les Sociétés de Secours. C'est dans ces hôpitaux auxiliaires du territoire qu'est la place normale des dames infirmières. Leur dévouement pourra s'y développer dans tout son essor et elles sauront y rendre de grands services, puisque le plus grand nombre de nos blessés et de nos malades seront opérés et soignés dans les hôpitaux du territoire.

A Belfort, la Société de Secours aux Blessés Militaires possède le matériel d'un hôpital de 50 lits qui sera installé dans l'immeuble des sœurs de Ribeauvillé; l'Union des Femmes de France a un hôpital de 100 lits qui sera installé dans l'Ecole normale du Faubourg des Ancêtres. En dehors de ces petits hôpitaux créés par vos Comités et dans lesquels certainement rien ne manquera à nos malades, vous trouverez à exercer vos qualités d'infirmière dans les hôpitaux temporaires qui seront créés à Belfort par le Service de Santé militaire et qui contiendront plusieurs milliers de lits. Vous voyez que vous ne manquerez pas de besogne, aussi nombreuses soyez-vous. Ces hôpitaux temporaires du Service de Santé militaire vous seront ouverts, comme vous est ouvert actuellement l'Hôpital Militaire. Dans ces hôpitaux temporaires, qui seront forcément installés d'une façon plus ou moins précaire, votre intervention sera particulièrement utile pour le plus grand bien de nos malades et de nos blessés, qui seront heureux d'y voir circuler vos blancs costumes qui abritent grâce, bonté et dévouement.

Les Dames infirmières de la Société de Secours aux Blessés Militaires auront également à servir dans les infirmeries de gare qui, toutes, sont constituées par les soins de cette Société; elles pourraient aussi remplir le rôle d'infirmière dans les trains d'évacuation et dans les bateaux d'évacuation.

Les Dames infirmières iront-elles dans la zône des armées? Le dévouement des ambulancières et aussi un sentiment de bravoure digne sans doute d'admiration, mais qui mérite d'être refréné, les entraînerait dans le voisinage des combattants. Afin, Mesdames, de vous permettre de comprendre, je suis obligé de vous donner quelques très brèves explications. Le terrain des opérations militaires comprend : la zône de l'avant, la zône de l'arrière et la zône du territoire. Je viens de vous parler de cette dernière zône, où sont les hôpitaux permanents et les hôpitaux temporaires du territoire national. C'est là, vous ai-je dit, que se trouve votre champ normal d'action. La zône de l'avant correspond au territoire occupé par les corps d'armée, qui ont comme formations sanitaires les postes de secours régimentaires et les ambulances. Dans la zône de l'arrière, qui est intermédiaire au territoire national et à la zône de l'avant, sont, entre autres formations, les hôpitaux de campagne, les hôpitaux auxiliaires de campagne de la Croix-Rouge.

Les Dames ambulancières n'iront pas dans la zône de l'avant, au milieu des combattants. Elles y seraient plus gênantes qu'utiles. Les services qu'elles pourraient rendre au Corps de Santé militaire seraient minimes en comparaison des fatigues et des dangers auxquels elles seraient exposées. Dans les formations sanitaires de l'avant, ce sera l'encombrement, la bousculade; il faudra faire vite et vigoureusement. Ce ne sera pas le moment des bonnes paroles.

En ce qui concerne la zône de l'arrière, les opinions sont partagées. Beaucoup de bons esprits pensent que la place des infirmières est exclusivement dans la zône du territoire. Le Médecin Principal Follenfant, fort de ses observations de la guerre mandchourienne, est devenu partisan convaincu de l'intervention des Dames infirmières dans les hôpitaux de campagne. Je crois que les femmes ne peuvent pas et ne doivent pas suivre les hôpitaux de campagne, qui sont des formations mobiles. Mais leur rôle interviendrait quand l'hôpital de campagne a reçu des malades et est immobilisé. Dans la zône de l'arrière, seront disséminés en grand nombre des hôpitaux de campagne, des hôpitaux auxiliaires de campagne de la Croix-Rouge avec de grands blessés, avec des malades graves, qui n'auront pas pu être évacués, avec des typhoïdiques, avec des dysentériques. Il semble indiscutable que la présence des infirmières près de ces grands malades serait absolument désirable, à condition que ces infirmières soient très sélectionnées. Pour rejoindre les hôpitaux de campagne immobilisés, les infirmières partiraient d'un point que nous appelons, en langage militaire, la *gare régulatrice*, qui se trouve à une centaine de kilomètres des corps d'armée.

Il pourra arriver, par suite des circonstances de la guerre, par suite d'un mouvement de recul, que ces hôpitaux immobilisés passent dans la sphère de l'ennemi. Le fait s'est produit à Moukden, où des sœurs furent désignées pour rester dans les hôpitaux avec les malades intransportables. Tout le personnel a été traité avec beaucoup d'égards par les Japonais. Il n'en serait pas autrement dans une guerre européenne, et cette éventualité ne serait pas pour effrayer nos femmes françaises.

Une grande œuvre de charité comme celle de la Société de Secours aux Blessés Militaires vit et prospère en raison directe du bien qu'elle fait, et elle doit évoluer, l'état stationnaire étant un indice de faiblesse et de décroissance. Nous voulons nos Sociétés de secours aux blessés grandes et fortes, étendant de plus en plus leur sphère d'action, poussant leurs ramifications jusque dans les points les plus reculés du pays. Un facteur de succès est que, tout en poursuivant la préparation de l'œuvre essentielle en vue de l'avenir, elles présentent des résultats tangibles et pour ainsi dire immédiats, qui contribuent à conquérir l'opinion. Casablanca, c'est le résultat immédiat. Mais il en est d'autres encore qu'elles devraient se proposer, œuvres du temps de paix, d'assistance à l'armée, intéressant et fortifiant à la fois la Nation. Nous n'avons pas de dépôts de convalescents. Il nous en faudrait un par corps d'armée. Quelle œuvre plus belle pourraient se proposer nos Sociétés de secours que d'organiser des Maisons de convalescence, où nous enverrions ceux de nos convalescents qui ne peuvent être reçus dans leur famille. Combien, appartenant à la classe ouvrière, que nous avons envoyés en convalescence auprès de leurs parents, nous reviennent en plus mauvais état de santé : ils ont dû travailler pour vivre. Combien souvent les familles ne peuvent recevoir leur enfant chez eux parce que le travail chôme et que le pain manque au logis. Un 1er Mai, à Paris, on arrêtait dans la rue un camelot qui distribuait des brochures antimilitaristes. Ce camelot était un soldat de l'armée coloniale en congé de convalescence. Vers le même temps, au cours d'une grève d'ouvriers boulangers, des grévistes ayant essayé vainement de débaucher quelques mitrons qui travaillaient dans un fournil de la Chaussée-d'Antin, projetèrent du vitriol sur l'un d'eux par un soupirail ouvert. Le malheureux vitriolé était un soldat en congé de convalescence, qui s'était embauché comme remplaçant pour gagner quelque argent et ne pas être à charge à ses parents. On pourrait citer des milliers de faits analogues, vraiment lamentables, qui n'existeraient pas si nous avions des dépôts de convalescents. Voilà les œuvres du temps de paix auxquelles nos Sociétés de secours devraient se consacrer. Il n'en est pas qui puissent être plus utiles à l'armée et au pays.

Le Comité de la Société de Secours aux Blessés Militaires de Belfort, dont je suis aujourd'hui le porte-voix, a, pour le moment, un objectif qu'il doit s'efforcer de poursuivre et de réaliser au plus vite. Il ne possède qu'un hôpital auxiliaire de 50 lits. C'est tout à fait insuffisant pour les besoins locaux auxquels il faut faire face. Il doit avoir un hôpital de 100 lits, comme celui que possède l'Union des Femmes de France. Mais pour cela, il lui faut de l'argent, il lui faut des adhésions nouvelles. A Belfort, la Société de Secours aux Blessés Militaires doit étendre davantage son action et se recruter dans toutes les classes. Une femme au cœur généreux, qui vient de mourir il y a quelques semaines, Mme Nathaniel Johnston princesse Karadja, avait, dans le Médoc, réussi à enrôler un grand nombre de femmes du peuple en créant des adhésions à partir d'un franc et elle faisait elle-même des conférences dans les villages, distribuant la bonne parole. Son exemple mérite d'être suivi. Le Comité de Belfort possède à sa tête, un Président dévoué et actif, M. Paul Pointet, qui paye largement de sa personne et fait profiter la Société de Secours de la légitime influence qu'il a su s'acquérir à l'étranger. Vous ne manquez pas non plus de femmes actives, toutes entières dévouées à la cause. Sans parler de votre très distinguée Présidente, Mme Zeller, vous possédez des femmes qui peuvent être aussi bonnes propagandistes qu'elles sont bonnes ambulancières. Votre Vice-Présidente, Mme Martinet, dont j'ai pu, à l'Hôpital Militaire, apprécier tout le dévouement, est toujours sur la brèche, en quête d'une bonne œuvre à faire, d'une bonne parole à apporter aux malheureux qui souffrent. Et je pourrais en citer d'autres !

L'homme paye le lourd impôt du sang, il a sa place à la caserne. Votre place à vous, Mesdames, est dans les Sociétés de Secours, où toutes vous devriez être enrôlées. « Il ne devrait pas y avoir en France un seul foyer où la Croix-Rouge n'ait pénétré ». A côté de l'armée des combattants, il y a place pour une autre armée de volontaires, pour la vôtre, Mesdames, l'armée de l'assistance et de la charité.

Vous me direz qu'il y a beaucoup d'autres œuvres de charité, qu'on ne peut pas participer à toutes. Je vous répondrai que celle-ci mérite une place à part, qu'elle procède de la Patrie elle-même et qu'il n'en est pas de plus belle. Son rôle est lié à notre existence même, à la défense de notre sol et sa raison tout humanitaire est de réparer les maux cruels de la guerre.

C'est pour toutes ces raisons, Mesdames, que je viens, non seulement solliciter de vous votre adhésion à la Société de Secours aux Blessés Militaires, mais encore vous demander de faire des recrues dans votre entourage. Ils sont peu nombreux dans le peuple ceux qui ne pourraient pas sacrifier la modique somme d'un franc pour obtenir le titre d'adhérents à la Société de Secours aux Blessés Militaires et recevoir en échange un superbe diplôme qui, accroché à la muraille, témoignera du sacrifice consenti en vue des luttes à venir, auxquelles à Belfort, sur cette terre d'Alsace, on a plus qu'ailleurs le devoir de penser.

Mesdames, en terminant, je vous fais un dernier appel. Vous ai-je suffisamment expliqué que dans la guerre de demain la Société de Secours aux Blessés Militaires soignera, sauvera vos pères, vos maris, vos frères, vos enfants, et que c'est à vous qu'incombe le devoir de préparer cette assistance? Songez-vous que les vôtres, que ceux qui vous sont le plus chers prendront part à ces combats de demain, et que peut-être ils tomberont frappés sur le champ de bataille? Votre volonté, n'est-ce pas, est qu'ils soient secourus? Est-il rien de plus lamentable que le malheureux soldat qui meurt sans secours sur le champ de bataille, ou qui

doit attendre pendant 2 et 3 jours des soins qui, donnés à temps,
l'auraient sauvé? Vous représentez-vous les angoisses poignantes
du blessé qui réclame vainement du secours? Le Corps de Santé
Militaire, pour faire face à son écrasant labeur, a besoin de l'assistance de la Société de Secours aux Blessés, et la Société de
Secours c'est vous, Mesdames. Dans une guerre nationale, vous
ferez comme ont fait les femmes d'Amérique, les femmes de
Russie. Vous vous leverez en masse, vous formerez une armée,
l'armée de la charité, dans laquelle seront enrôlées toutes les
femmes de France, venant, sous le drapeau de la Croix-Rouge,
secourir et encourager les combattants. Mais, pour bien remplir
ce rôle, il faut dès maintenant préparer votre mobilisation — les
improvisations sont néfastes — il faut amener de nouvelles
recrues, à qui vous allez apprendre ce qu'est la Société de Secours
aux Blessés Militaires, ce qu'elle doit faire, ce que le Corps de
Santé militaire attend d'elle. La Société de Secours aux Blessés
utilisera toutes les activités. Elle a besoin de propagandistes,
elle a besoin d'ambulancières, elle a besoin des largesses du riche,
comme de l'obole du pauvre.

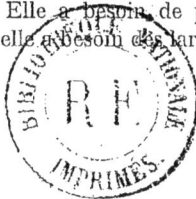

63

IMPRIMERIE E. DEVILLERS
· · · BELFORT · · ·